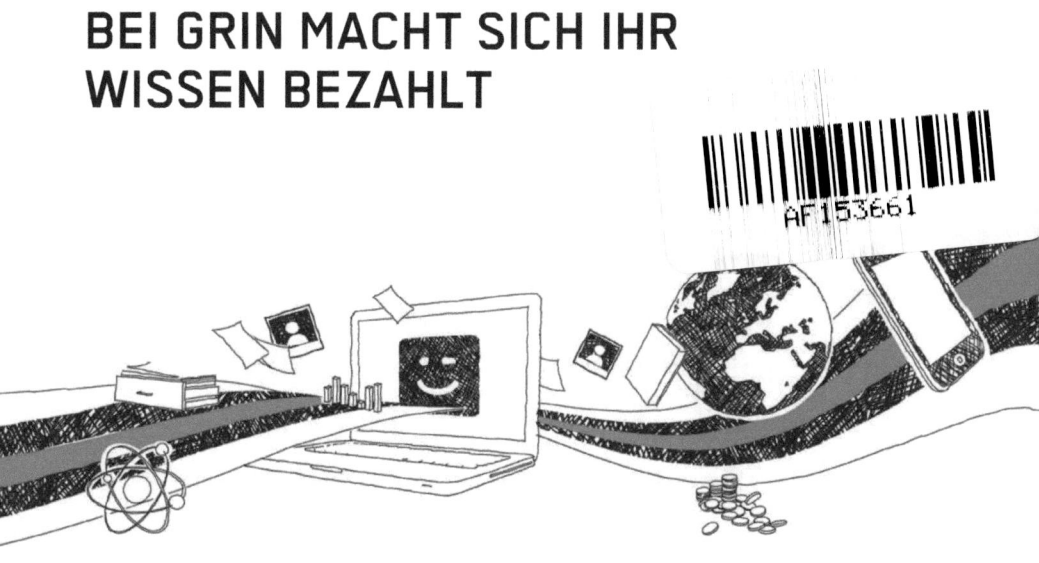
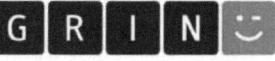

Konzepte und Strategien der individuellen Gesundheitsförderung

Entwicklung einer Präventionsmaßnahme in Form eines Kursprogramms im Handlungsfeld "Bewegungsgewohnheiten"

Sabrina Krug

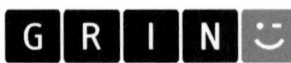

Bibliografische Information der Deutschen Nationalbibliothek:

Die Deutsche Nationalbibliothek verzeichnet diese Publikation in der Deutschen Nationalbibliografie; detaillierte bibliografische Daten sind im Internet über http://dnb.d-nb.de abrufbar.

ISBN: 9783346425379
Dieses Buch ist auch als E-Book erhältlich.

Druck und Bindung: Books on Demand GmbH, Norderstedt Germany
Gedruckt auf säurefreiem Papier aus verantwortungsvollen Quellen

Das vorliegende Werk wurde sorgfältig erarbeitet. Dennoch übernehmen Autoren und Verlag für die Richtigkeit von Angaben, Hinweisen, Links und Ratschlägen sowie eventuelle Druckfehler keine Haftung.

Das Buch bei GRIN: https://www.grin.com/document/1026021

Deutsche Hochschule für
Prävention und Gesundheitsmanagement
Hermann Neuberger Sportschule 3
66123 Saarbrücken

Hausarbeit

Name, Vorname:	Krug, Sabrina
Modul:	Konzepte und Strategien der individuellen Gesundheitsförderung
Studiengang:	BGM
Datum Präsenzphase:	22.-24. Februar 2021
Studienort:	Stuttgart
Aufgabe:	Entwicklung einer Präventionsmaßnahme in Form eines Kursprogramms im Handlungsfeld „Bewegungsgewohnheiten" gemäß den im „Leitfaden Prävention - Handlungsfelder und Kriterien nach § 20 Abs. 2 SGB V, Leitfaden Prävention in stationären Pflegeeinrichtungen nach § 5 SGB XI" (Hupfeld et al., 2020) definierten Qualitätskriterien

Inhaltsverzeichnis

1 GRUNDLEGENDE INFORMATIONEN ZUR PRÄVENTIONSMAßNAHME 3

1.1 Bezeichnung des Kursangebots 3

1.2 Handlungsfeld und Präventionsprinzip 3

1.3 Bedarf 3

1.4 Wirksamkeit 6

1.5 Zielgruppe 8

1.6 Ziele der Maßnahme 8

2 INHALTLICH-ORGANISATORISCHE GROBPLANUNG DES KURSPROGRAMMS 9

3 INHALTLICH-METHODISCHE DETAILPLANUNG DES KURSPROGRAMMS 13

4 DOKUMENTATION UND EVALUATION DES KURSPROGRAMMS 22

5 LITERATURVERZEICHNIS 23

6 ABBILDUNGS- UND TABELLENVERZEICHNIS 24

6.1 Abbildungsverzeichnis 24

6.2 Tabellenverzeichnis 24

1 Grundlegende Informationen zur Präventionsmaßnahme

Im folgenden Kapitel werden zunächst grundlegende Informationen zur geplanten Präventionsmaßnahme gegeben wie der Titel, das Handlungsfeld und das Präventionsprinzip. Des Weiteren werden aktuelle wissenschaftliche Daten zum Thema Rückenschmerz
dargestellt, wogegen das geplante Präventionsangebot vorgehen soll. Außerdem wird die
Wirksamkeit des Kurses anhand wissenschaftlicher Quellen belegt und die Zielgruppe
sowie die Ziele der Maßnahme definiert.

1.1 Bezeichnung des Kursangebots

Der Titel des Kursangebots lautet „Ein gesunder Rücken kann auch entzücken – Mit Kraft
durch ein schmerzfreies Leben". Die motorische Fähigkeit „Kraft" im Titel soll dem Leser direkt kenntlich machen, worum es in dem Kursangebot hauptsächlich geht. Nämlich
um Bewegung für den Rücken mit Fokus auf Kräftigungstraining. Der Titelteil „durch
ein schmerzfreies Leben" soll den Leser emotional ansprechen, weil sich jeder mit dem
Gefühl Schmerz identifizieren kann, da jeder schon einmal Schmerzen erlebt hat und so
direkt angedeutet wird, dass aus körperlicher Inaktivität Schmerzen resultieren können.
Der erste Teil „Ein gesunder Rücken kann auch entzücken" soll durch die Abwandlung
des Sprichworts „Ein schöner Rücken kann auch entzücken" eine gewisse Spannung bzw.
Humor in den Titel bringen, um Neugier zu wecken.

1.2 Handlungsfeld und Präventionsprinzip

Für das Kursangebot wurde gemäß des „Leitfaden Prävention" (Hupfeld et al., 2020) das
Handlungsfeld „Bewegungsgewohnheiten" und das Präventionsprinzip „Vorbeugung
und Reduzierung spezieller gesundheitlicher Risiken durch geeignete verhaltens- und ge-
sundheitsorientierte Bewegungsprogramme" gewählt.

1.3 Bedarf

Rückenschmerzen sind eine der häufigsten Beschwerden der Bevölkerung. Bis zu 85%
hatten laut der Deutschen Rückenschmerzstudie 2003/2006 mindestens einmal im Leben
Rückenschmerzen. Rückenbeschwerden, die mindestens drei Monate lang fast täglich

auftreten werden als chronische Rückenschmerzen bezeichnet. Darunter litten bei den telefonischen Gesundheitsserveys 2009 und 2010 des Robert Koch-Instituts jede vierte Frau (25,0%) und ca. jeder sechste Mann (16,9%) in den letzten zwölf Monaten. Frauen geben allgemein häufiger an, von Rückenschmerzen betroffen zu sein, als Männer. Mit dem Alter nehmen Rückenschmerzen zudem zu. 30.4% der Personen ab 65 Jahren gaben an, in den letzten zwölf Monaten an chronischen Rückenschmerzen gelitten zuhaben, wohingegen es bei Personen unter 30 Jahren nur 11,3% waren. (Abu Sin et al., 2015, S. 69). Wie sich aus folgender Abbildung entnehmen lässt, sind Rückenschmerzen ein Problem, das mit den letzten Jahren immer mehr an Bedeutung gewonnen hat. Die Unterschiede zwischen 2003 und 2009 sind in Abbildung eins klar erkennbar.

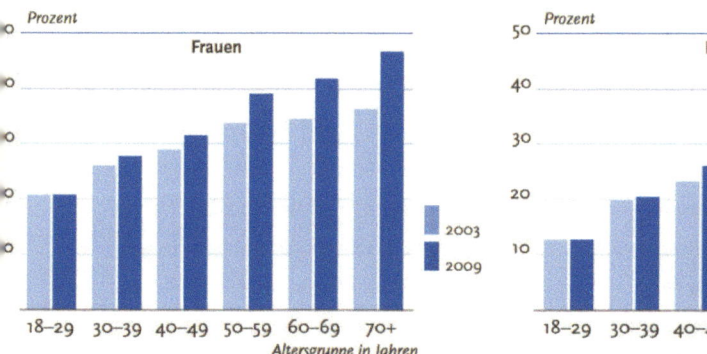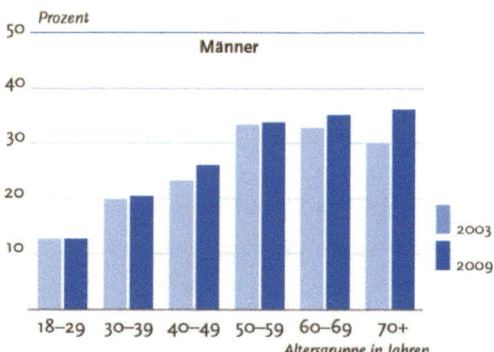

Abb. 1: Rückenschmerzen (mind. drei Monate, fast täglich) in der deutschen Bevölkerung in den Jahren 2003 und 2009 (Raspe, 2012, S. 13)

Auch in Bezug auf die körperliche Aktivität in Deutschland noch Luft nach oben. Die Weltgesundheitsorganisation (WHO) empfiehlt mindestens zweieinhalb Stunden pro Woche aerobe körperliche Aktivität. Dieser Wert wird allerdings nur von 42,6% der Frauen und 48,0% der Männer erreicht. Noch schlechter sieht es bei der Muskelkräftigungsaktivität aus. Hier erreichen nur 27,6% der Frauen und 31,2% der Männer die Empfehlungen der WHO. (Finger et al., 2017, S. 39)

Rückenschmerzen werden anhand ihrer Ursache unterschieden in nicht-spezifische (unspezifische) und spezifische Kreuzschmerzen. Bei nicht-spezifischen Kreuzschmerzen ist keine eindeutige spezifisch zu behandelnde Ursache zu erkennen. Spezifischen Rückenschmerzen liegt dagegen eine feststellbare somatische Ursache zu Grunde, wie z.B. ein

Bandscheibenvorfall, Spinalkanalstenose, entzündliche Kreuzschmerzen etc. (BÄK et al., 2017, S. 13)

Unspezifische Rückenschmerzen werden in der Fachwelt unter anderem auf folgende Ursachen/Risikofaktoren zurückgeführt: (Raspe, 2012, S.11)
- Physiologisch-organisch:
  Mobilitätsverlust, Schonung, allgemeine Dekonditionierung
- Kognitiv und emotional:
  Erhöhte Empfindlichkeit körpereigener Signale, Stimmungsschwankungen
- Verhalten:
  Unangemessenes schmerzbezogenes Verhalten (Passivität, Schonung, Überaktivität, „Durchhalten")
- Sozial:
  Störungen von sozialen Beziehungen, Probleme am Arbeitsplatz/Beruf etc.

Abgesehen von der subjektiv wahrgenommenen Gesundheit und der verschlechterten Leistungsfähigkeit im Alltag, Freizeit und Beruf gehen Rückenschmerzen noch mit weiteren Folgen / Begleiterscheinungen einher. Bei Betroffenen können oft weitere Krankheiten festgestellt werden. Häufig sind zum Beispiel degenerative und entzündliche Gelenkerkrankungen, Schlaganfall, Osteoporose, Depression, Herzinsuffizienz, Substanzmissbrauch, chronische Bronchitis und Adipositas. Auch die Arbeitsproduktivität kann durch durch die verminderte Leistungsfähigkeit eingeschränkt werden bis hin zu Arbeitsausfällen. Auf der Rangliste der zehn Erkrankungen mit den längsten Arbeitsunfähigkeitszeiten der AOK-Pflichtmitglieder (ohne Rentner) 2010 liegt der Rückenschmerz mit rund 14,5 Millionen Arbeitsunfähigkeitstagen auf dem ersten Platz. Das macht einen Anteil von 7% aus. Genauere Zahlen ergeben sich aus folgender Abbildung. (Raspe, 2012, S. 15)

	Arbeitsunfähig-keitsfälle	Arbeitsunfähig-keitstage	Arbeitsunfähig-keitstage je Fall
Frauen	447.735	5.460.098	12,2
Männer	791.569	9.002.416	11,4
Gesamt	1.239.304	14.462.514	11,7

Abb. 2: Arbeitsunfähigkeitstage bei AOK-Pflichtmitgliedern (ohne Rentner) aufgrund von Rückenschmerzen im Jahr 2010 (Raspe, 2012, S. 15)

Auch in den Arbeitsunfähigkeitsstatistiken der Barmer GEK aus dem Jahr 2009 liegen die Rückenschmerzen mit rund 6,5% aller Arbeitsunfähigkeitstage auf Platz eins, genauso wie bei der Deutschen Angestellten Krankenkasse mit 7,1%. (Raspe, 2012, S. 16)

Weitere Kosten für das Gesundheitssystem ergeben sich aus rückenschmerzbedingten Frühverrentungen. In der Krankheitsartenstatistik des AOK Bundesverbandes stehen Krankheiten des Muskel-Skelett-Systems im Jahr 2010 nach den psychischen und Verhaltensstörungen an zweiter Stelle. In der Statistik der Rentenzugänge aufgrund verminderter Erwerbsfähigkeit betrug der Anteil der Rentenneuzugänge aufgrund von Rückenschmerzen 8% von insgesamt 181.000 Neuzugängen. (Raspe, 2012, S. 16)

Die allgemeinen Krankheitskosten aufgrund von Rückenbeschwerden in Deutschland im Jahr 2008 betrugen geschätzt 9 Milliarden Euro (Frauen 5,1 Milliarden; Männer 4,0 Milliarden Euro). Davon beliefen sich 3,6 Milliarden Euro auf nicht-spezifische Rückenschmerzen. (Raspe, 2012, S. 16)

Dass also im Bereich Rückenschmerz ein hoher Bedarf an Präventionsmaßnahmen besteht ist somit unumstritten.

1.4 Wirksamkeit

Folgende Tabelle stellt die wichtigsten Empfehlungen für das Krankheitsbild „Nicht-spezifischer Kreuzschmerz" der (Bundesärztekammer (BÄK) et. al, 2017) dar und belegt somit die Wirksamkeit des geplanten Kursprogramms.

Tab. 1: Wirksamkeitsnachweis anhand der nationalen Versorgungsleitlinie nach (Bundesärztekammer (BÄK) et al., 2017)

Vollständiger bibliografischer Nachweis	Bundesärztekammer & Kassenärztliche Bundesvereinigung (KBV), Arbeitsgemeinschaft der Wissenschaftlichen Medizinischen Fachgesellschaften. (2017). Nationale VersorgungsLeitlinie. Nicht-spezifischer kreuzschmerz – Kurzfassung (2 Aufl.). Zugriff am 13.02.2021. Verfügbar unter: https://www.leitlinien.de/mdb/dowloads/nvl/kreuzschmerz/kreuzschmerz-2aufl-vers1-kurz.pdf https://doi.org/10.6101/AZQ/000377

Darstellung der zentralen evidenzbasierten Handlungsempfehlungen zur Prävention	- „Körperliche Bewegung soll den Betroffenen zur Vermeidung oder Verkürzung von Kreuzschmerzepisoden und Arbeitsunfähigkeit empfohlen werden." - „Die Form der Bewegung soll sich nach den individuellen Präferenzen und Voraussetzungen der Betroffenen richten." - „Information und Schulung – basierend auf einem biopsychosozialen Krankheitsmodell über die Entstehung und den Verlauf von Kreuzschmerzen – sollten in die Prävention einbezogen werden" - „Maßnahmen am Arbeitsplatz (ergonomische Gestaltung, Verhaltensprävention, Förderung der Arbeitsplatzzufriedenheit) sollten zur Prävention von Kreuzschmerzen eingesetzt werden." (BÄK et al., 2017, S. 30)
Erläuterung der Bedeutung der Handlungsempfehlungen für die geplante Präventionsmaßnahme	Die geplante Präventionsmaßnahme muss den Teilnehmern in einer Theorieeinheit die Wichtigkeit von körperlicher Bewegung zur Vermeidung von Rückenschmerzen nahe bringen und ihnen während des gesamten Kurses beibringen, das Gelernte praktisch umzusetzen. Somit wird nicht nur der praktische Aspekt, sonern auch Hintergrundwissen mit einbezogen, was unter anderem die intrinisische Motivation fördern soll. Die Teilnehmer müssen zudem in einem Theorieteil Hintergrundwissen über die Entstehung und den Verlauf von Rückenschmerzen anhand eines biopsychosozialen Modells bekommen, um diese Faktoren in die Prävention selbst miteinbauen zu können. Die Teilnehmer müssen außerdem unterschiedlichste Bewegungsformen kennen lernen, sodass sie hinterher die Kompetenz haben, die Form der Bewegung nach ihren individuellen Präferenzen und Voraussetzungen zu gestalten. Maßnahmen wie die zur Arbeitsplatzgestaltung, die nicht vor Ort im Kurs umgesetzt werden können, müssen den Teilnehmern theoretisch mitgegeben werden, damit sie diese selbst umsetzen können.

1.5 Zielgruppe

Da Rückenschmerzen (wie in 1.3 erwähnt) ein Problem sind, das weit verbreitet ist und die breite Masse der Gesellschaft betrifft, soll auch die Zielgruppe der Präventionsmaßnahme möglichst breit gefächert sein. Tabelle zwei definiert die Zielgruppe des Kurses nach Geschlecht, Alter, Sozialstatus, Gesundheitsrisiken und Kontraindikationen.

Tab. 2: Darstellung der Zielgruppe (Eigene Darstellung)

Geschlecht	Männlich / weiblich / divers
Altersspanne	30 – 59 Jahre
Sozialstatus	Unerheblich
Gesundheitsrisiken/ -belastungen	Gesunde Personen, die sich in Beruf und Freizeit wenig bewegen, Bewegungseinsteiger oder -wiedereinsteiger
Kontraindikationen	- Akute behandlungsbedürftige orthopädische Gesundheitsprobleme (z.B. ein schwerer Bandscheibenvorfall / Spondylolisthesis / Spinalkanalstenose etc.) oder internistische Vorerkrankungen (z.B. Aortenaneurysma, nicht eingestellte Hypertonie etc.) - Mangelnde psychische oder physische Belastbarkeit zum Beispiel aufgrund eines akuten psychischen Störungsbilds wie Anorexie, Bulimie, Sportsucht etc.

1.6 Ziele der Maßnahme

Entsprechend den Daten zum Thema Rückenschmerzen und den Handlungsempfehlungen definiert und begründet die folgende Tabelle drei übergeordnete Ziele, die mit der Präventionsmaßnahme erreicht werden sollen.

Tab. 3: Übergeordnete Ziele der Präventionsmaßnahme (Eigene Darstellung)

Ziel	Begründung
Stärkung physischer Gesundheitsressourcen (motorischer Fähigkeiten)	Durch die Verbesserung von körperlichen Voraussetzungen soll vor ungewollten körperlichen Leiden geschützt werden, vor allem bezüglich des Muskelskelettsystems.
Reduktion von Bewegungsmangel bzw. Steigerung der körperlichen Aktivität	Mit der Steigerung der körperlichen Aktivität und der damit einhergehenden Verminderung der Risikofaktoren für Rückenleiden soll die Wahrscheinlichkeit, in Zukunft an Rückenschmerzen zu leiden, gesenkt und so die Lebensqualität der Teilnehmer langfristig möglichst hoch gehalten werden.
Stärkung psychosozialer Gesundheitsressourcen (insbesondere Selbstwirksamkeit, Stimmung, Körperkonzept, Handlungs- und Effektwissen, soziale Kompetenz und Einbindung)	Mit der Stärkung der psychischen und sozialen Ressourcen und des allgemeinen Wissens darüber, wie man diese herstellen / aufrechterhalten kann, soll versucht werden die positive Veränderung der Bewegungsgewohnheiten langfristig beizubehalten und somit nicht nur die Motivation sondern auch die Volition zu steigern.

2 Inhaltlich-organisatorische Grobplanung des Kursprogramms

Tabelle vier gibt einen groben Überblick über die inhaltlich-organisatorische Planung des Kursprogramms. Dabei wird neben den Kursinhalten auch auf die Gesamtkursdauer, die Anzahl und Dauer der Einheiten, die Zeitaufteilung, die Teilnehmerzahl, benötigte Ressourcen, Anforderungen an den Kursleiter / die Kursleiterin und den Kursanbieter eingegangen. In Anschluss folgt dafür die Begründung.

Tab. 4: Inhaltlich-organisatorische Grobplanung des Kursprogramms (Eigene Darstellung)

Kursinhalte	Theorie zu folgenden Themen:
	- Rückenschmerzen und Bewegung - Die psychische und soziale Komponente + Arbeitsplatz-zufriedenheit in der Prävention - Selbstwirksamkeitserwartung (+ Erhebung des Ist-Zustands) - Stimmung, Körperkonzept - Soziale Kompetenz und Einbindung - Gesundheitsförderliche Bewegungsabläufe im Alltag - Ergonomische Gestaltung des Arbeitsplatzes und Vermeidung einseitiger Belastungen Ausarbeitung der individuellen Problembereiche und Ressourcen + Erhebung des IST-Zustands der körperlichen Aktivität Ausarbeiten von detaillierten Zielsetzungen und Handlungsplänen „Hausaufgaben" zur direkten Umsetzung + Hausaufgabenbesprechung: Erfahrungsaustausch und Barrieremanagement Anregung und Motivation zur Teilnahme an sonstigen alternativen Bewegungsangeboten von z.B. Sportvereinen, Tanzschulen und sonstigen Anbietern Praxiseinheiten mit Schwerpunkt auf gesundheitsorientiertem Krafttraining (aber auch das Kennenlernen anderer motorischer Fähigkeiten) mit detaillierten Erklärungen zur Aus- / Durchführung unter Berücksichtigung individueller Schwerpunktsetzungen und Belastungsdosierungen + Ein- und Ausgangstestung Praxiseinheit: Lockerungsübungen / Entspannungsübungen
Kursdauer	8 Wochen
Kurseinheiten	1 x pro Woche
Kurseinheiten	60 Minuten

Zeitaufteilung Theorie/Praxis	20 Minuten Theorie 40 Minuten Praxis
Teilnehmerzahl	8-15
Benötigte Ressourcen	Kursraum mit Beamer und Flipchart + Stiften, geeigneter Trainingsraum mit ausreichend Platz, Musikanlage, Sportmatten, Krafttrainingsgeräten, Kleingeräten wie Widerstandsbänder, Hanteln, Gymnastikbälle, Medizinbälle, sonstige Bälle, Therapiekreisel, Balancekissen/-bälle, Yogablöcke, Freizeitsportgeräten (Federball etc.), Decken, Kissen, Stoppuhr, Fragebögen (siehe 4.), Leere Vordrucke von Handlungsplänen
Kursleiter/in	Fachperson mit staatlich anerkanntem bewegungsbezogenen Berufs- oder Studienabschluss mit Nachweis folgender Mindestanforderungen: - Fachwissenschaftliche Kompetenz in Trainings- und Bewegungswissenschaften, Medizin, Pädagogik, Psychologie, Pathologie, Pathophysiologie - Fachpraktische Kompetenz in Theorie und Praxis der Sportarten und Bewegungsfelder - Fachübergreifende Kompetenz in Grundlagen der Gesundheitsförderung und Prävention und einer der o.g. Inhalte (Hupfeld et al., 2020, S. 72) - Erfahrung mit Kleingruppen als Moderator
Kursanbieter	Volkshochschule mit ausreichend großem Kursraum für die Theorieeinheiten und Zugang zu einer adäquaten Trainingsfläche für die Praxiseinheiten. Volkshochschulen sind gemeinnützige Einrichtungen zur Erwachsenen- und Weiterbildung. Kursräume sind demnach in jeder Volkshochschule gegeben. Wenn es an sportlicher Ausstattung fehlen sollte, bietet sich beispielsweise eine Kooperation mit einem nahe gelegenen Fitnessstudio oder Trainingszentrum an.

Begründung der Kursinhalte:

Damit die Teilnehmer ein Problembewusstsein entwickeln und sich damit auseinandersetzen, wie es denn um die eigenen Bewegungsgewohnheiten und ggf. Risikofaktoren steht, soll es zu Beginn eine Informationseinheit zur Entstehung und Risiken von Rückenschmerzen geben. Die Teilnehmer sollen sich danach bewusst werden, was neben deren Problembereichen ihre individuellen Ressourcen sind, die ihnen helfen ihr Bewegungsverhalten zu verbessern. Das soll sie dazu bringen, sich eine Vorstellung darüber zu verschaffen, wie sie sich nach individuellem Bedarf und Gegebenheiten selbst weiterhelfen können. Aus diesem Grund soll in der darauffolgenden theoretischen Einheit die psychische und soziale Komponente mit einbezogen werden und auf die Selbstwirksamkeit und Stimmung eingegangen werden. So lernen die Teilnehmer, welche Faktoren noch Einfluss auf das eigene Bewegungsverhalten und die Prävention von Rückenschmerzen nehmen können, um diese dann entsprechend im eigenen Alltag einzusetzen / zu verbessern.

Die Praxiseinheiten sollen den Teilnehmern Eigenerfahrung bringen und das Erlernen verschiedener Bewegungsarten ermöglichen, damit sie diese direkt in den Alltag einbauen können und bestenfalls schon gegen Ende des achtwöchigen Kurszeitraums erste Erfolge bezüglich der Verbesserung der psychophysischen Fitness spüren. Gerätetraining soll dabei nur nur einmalig thematisiert werden, da es nicht den Großteil des Kurses ausmachen soll. Ansonsten werden vorallem Übungen vermittelt, die auch zuhause / draußen (ggf. mit kleineren Hilfsmitteln wie Widerstandsbänder etc.) selbst durchgeführt werden können. Die Teilnehmer erleben zudem bestenfalls Motivation und Spaß durch den Einsatz verschiedenster Techniken, Hilfsmittel, Musik und positiven sozialen Kontakten. Dadurch soll unter anderem die Volition gestärkt werden, da sich die Teilnehmer hinterher verschiedenster Möglichkeiten zu bedienen wissen. Somit entsteht keine Monotonie und ggf. damit einhergehende Demotivation. Mit Lockerungs- und Entspannungsübungen sollen den Teilnehmern außerdem Techniken an die Hand gegeben werden, mit welchen sie neben des physischen Effekts des Trainings auch die Psyche entspannen können. Mit der Ausarbeitung von detaillierten Handlungsplänen nach der SMART-Formel und dem Erfüllen von Hausaufgaben, soll der Bewegungsvorsatz der Teilnehmer operationalisiert und genau kontrollierbar gemacht werden. Das soll die Wahrscheinlichkeit der tatsächlichen Umsetzung und somit die Wirksamkeit erhöhen und den Alltagstransfer erleichtern. Mit der Hausaufgabenbesprechung können evtl. entstandene Barrieren direkt besprochen und passende Gegenstrategien entwickelt werden, um diese zu beseitigen. Zudem können so Erfahrungen ausgetauscht werden, wodurch wiederum die soziale

Komponente mit aufgegriffen wird und den Teilnehmern ein Gemeinschaftsgefühl vermittelt werden soll. Neben der Bewegung durch sportliche Einheiten, sollen die Teilnehmer in einer Theorieeinheit auch lernen, wo bzw. wie sie sich in Alltagssituationen mehr bewegen können. Damit sollen längere bewegungsfreie Phasen über den Tag verteilt vermieden, die allgemeine Alltagsaktivität erhöht und generell ein Bewusstsein für Alltagsaktivität geschaffen werden. Da der Arbeitsplatz ein Ort ist, an dem sich viele Personen den Großteil ihres Tags aufhalten und Bewegung nicht immer möglich ist, soll hier zumindest die gesundheitsförderliche Gestaltung des Arbeitsplatzes und die Vermeidung einseitiger Belastungen berücksichtigt werden. Daher wird auch dieses Thema in einer Theorieeinheit mit aufgefasst. Am Kursende, wenn die Teilnehmer verschiedenste Bewegungsarten kennen gelernt haben, soll zudem Anregung gegeben werden, welche anderen Möglichkeiten es darüber hinaus noch gibt, die z.B. in oder von Sportvereinen, Tanzschulen etc. angeboten werden. Dies soll nochmals verdeutlichen, dass es für jeden Bedarf und jede Vorliebe eine Art und Weise gibt sich zu bewegen und Bewegung durchaus Spaß machen kann, wenn man die richtige Form für sich entdeckt hat.

3   Inhaltlich-methodische Detailplanung des Kursprogramms

Tabelle fünf stellt die oben gezeigte Grobplanung nochmals genauer in der Detailplanung dar. Dabei wird zu jeder Kurseinheit das zu behandelnde Hauptthema, Lernziele und -inhalte sowie Umsetzungsaspekte aufgegriffen und beschrieben.

Tab. 5: Inhaltlich-methodische Detailplanung des Kursprogramms (Eigene Darstellung)

Woche	Kursein-heit	Hauptthema der Kurseinheit	Lernziele	Lerninhalte	Umsetzungsaspekte
1	KE1	Hintergrundinformationen zum Thema Rückenschmerz	**Theorie:** - Verständnis schaffen für den Sinn des Kurses - Problembewusstsein schaffen **Praxis:** - Einblicke bekommen bzw. Fähigkeiten erlernen im Bereich Krafttraining ohne Equipment	- Kennenlernen / Vorstellungsrunde - Organisation - Festlegen der „Spielregeln" **Theorie:** - Entstehung / Risikofaktoren und Verlauf von Rückenschmerzen - Der Zusammenhang von Bewegung und Rückenleiden - Beantwortung des Fragebogens zu Selbstwirksamkeitserwartung (Beierlein et al., 2012) mit dem Hinweis, dass darauf im Laufe des Kurses nochmals Bezug genommen wird **Praxis:** - Kräftigungsübungen ohne Equipment - Durchführung des isometrischen Kraftausdauertests nach (Mc Gill, 2002)	**Organisationsformen:** - Frontalunterricht - Praxis in Frontalunterricht / Kleingruppen **Medien:** - Beamer - Laptop - Flipchart + Stifte - Fragebögen **Hilfsmittel:** - Sportmatten - Stoppuhr

Woche	Kursein-heit	Hauptthema der Kurseinheit	Lernziele	Lerninhalte	Umsetzungsaspekte
2	KE2	Selbsteinschätzung/-bewertung	**Theorie:** - Ist-Zustand der eigenen Bewegungsgewohnheiten ermitteln und messbar machen - Problembewusstsein schaffen **Praxis:** - Einblicke bekommen bzw. Fähigkeiten erlernen, wie man mit kleineren Hilfsmitteln das Krafttraining sinnvoll unterstützen kann	**Theorie:** - Kurze Wiederholung der letzten Einheit **Theorie:** - Einschätzung der jeweils individuellen Problembereiche und Ressourcen mit geeigneten Bewertungsmethoden - Bewertung der Risiken in Bezug auf die eigene Person - Erhebung des eigenen Aktivitätslevels anhand des Freiburger Fragebogens zur körperlichen Aktivität (Frey et al., 1999) **Praxis:** - Kräftigungsübungen mit kleineren Hilfsmitteln wie Widerstandsbändern etc.	**Organisationsformen:** - Frontalunterricht für den Einstieg - Sonst Einzelarbeit / Gruppenarbeit - Praxis in Frontalunterricht / Kleingruppen **Medien:** - Beamer - Laptop - Flipchart + Stifte - Fragebögen **Hilfsmittel:** - Sportmatten - Widerstandsbänder - Hanteln - Gymnastikbälle - Medizinbälle

Woche	Kursein-heit	Hauptthema der Kurseinheit	Lernziele	Lerninhalte	Umsetzungsaspekte
3	KE3	Konkrete Handlungspla-nung & Umsetzung	**Theorie:** - Ziele nach der SMART-For-mel formulieren können - Eigenerfahrung sammeln durch das Erledigen von Hausaufgaben (umsetzen des Gelernten) **Praxis:** - Vorteile von Krafttraining an Geräten kennen und nutzen lernen	- Kurze Wiederholung der letzten Einheit **Theorie:** - Ausarbeiten von detaillier-ten Handlungsplänen mit Zielsetzungen nach der SMART-Formel - Aufgeben von „Hausaufga-ben" zur direkten Umset-zung der Praxis **Praxis:** - Krafttraining an Geräten	**Organisationsformen:** - Frontalunterricht - Einzelarbeit - Praxis in Frontalunterricht / Kleingruppen **Medien:** - Beamer - Laptop - Flipchart + Stifte **Hilfsmittel:** - Musterhandlungspläne - Leere Vordrucke von Hand-lungsplänen - Trainingsraum mit ausrei-chend Geräten

16/24

Woche	Kursein-heit	Hauptthema der Kurseinheit	Lernziele	Lerninhalte	Umsetzungsaspekte
4	KE4	Barrieremanagement	**Theorie:** - Erfahrungen mit anderen ausgetauscht haben - Kompetenz entwickeln Barrieren zu überwinden - Wissen, mit welchen Gegenstrategien Barrieren überwunden werden können **Praxis:** - Vielfalt der Ausdauertrainingsformen kennen lernen	**Theorie:** - Kurze Wiederholung der letzten Einheit **Theorie:** - Im Rahmen der Hausaufgabenbesprechung: Ausführlicher Erfahrungsaustausch und Barrieremanagement (Besprechen von Barrieren und Entwicklung geeigneter Gegenstrategien) **Praxis:** - Verschiedene Ausdauertrainingsformen	**Organisationsformen:** - Stuhlkreis für Erfahrungsaustausch und Barrieremanagement - Praxis in Kleingruppen **Medien:** - Flipchart + Stifte **Hilfsmittel:** - Handlungspläne der Teilnehmer - Cardiogeräte - Nordic Walking Stöcke - Hütchen / Markierungen für Intervalltraining

Woche	Kursein-heit	Hauptthema der Kurseinheit	Lernziele	Lerninhalte	Umsetzungsaspekte
5	KE5	Biopsychosoziales Modell der Prävention, Selbstwirksamkeitserwartung	- Erfahrungen mit anderen ausgetauscht haben - Kompetenz entwickeln Barrieren zu überwinden **Theorie:** - Das biopsychosoziale Modell kennen und die einzelnen Aspekte davon in der eigenen Prävention berücksichtigen können - Gesteigerte Selbstsamkeitserwartung / Strategien anwenden können, um sie zu steigern **Praxis:** - Spaß an Rhythmik erleben und als Motivation zur Bewegung nutzen lernen	- Kurze Wiederholung der letzten Einheit - Kurze Hausaufgabenbesprechung mit Erfahrungsaustausch und Barrieremanagement **Theorie:** - Die Wichtigkeit der psychischen und sozialen Komponente sowie der Arbeitsplatzzufriedenheit in der Prävention - Intervention zu Selbstwirksamkeit, Stimmung, Körperkonzept, soziale Kompetenz und Einbindung - Erklärung des bereits ausgefüllten Fragebogens zu Selbstwirksamkeitserwartung (Beierlein et al., 2012) aus der ersten Einheit **Praxis:** - Rhythmische sportgymnastische Übungen	**Organisationsformen:** - Stuhlkreis - Frontalunterricht - Einzelarbeit - Praxis in Frontalunterricht / Kleingruppen **Medien:** - Beamer - Laptop - Flipchart + Stifte - Musikanlage für die Praxiseinheit **Hilfsmittel:** - Sportmatten

18/24

Woche	Kursein-heit	Hauptthema der Kurseinheit	Lernziele	Lerninhalte	Umsetzungsaspekte
6	KE6	Alltägliches Aktivitätslevel	- Erfahrungen mit anderen ausgetauscht haben - Kompetenz entwickeln Barrieren zu überwinden **Theorie:** - Wissen vermittelt bekommen, wie auch ohne Sport das Aktivitätsniveau im Alltag möglichst hoch gehalten werden kann **Praxis:** - Andere motorische Fähigkeiten wie Beweglichkeit und Koordination kennen lernen und lernen diese ins Training einzubauen	- Kurze Wiederholung der letzten Einheit - Kurze Hausaufgabenbesprechung mit Erfahrungsaustausch und Barrieremanagement **Theorie:** - Gesundheitsförderliche Bewegungsabläufe im Alltag (z.B. Treppensteigen, Radfahren) - Anleitung zur Vermeidung längeren Sitzens in Alltag und Beruf **Praxis:** - Beweglichkeits- und Koordinationstraining	**Organisationsformen:** - Stuhlkreis für Erfahrungsaustausch - Frontalunterricht / Gruppenarbeit - Praxis in Frontalunterricht / Kleingruppen **Medien:** - Beamer - Laptop - Flipchart + Stifte **Hilfsmittel:** - Sportmatten - Bälle - Therapiekreisel - Balancekissen/-bälle - Yogablöcke

19/24

Woche	Kursein-heit	Hauptthema der Kurseinheit	Lernziele	Lerninhalte	Umsetzungsaspekte
7	KE7	Gesundheitsfördernde Arbeitsplatzgestaltung	- Erfahrungen mit anderen ausgetauscht haben - Kompetenz entwickeln Barrieren zu überwinden **Theorie:** - Kennenlernen von Arbeitsplatzgestaltungsmöglichkeiten **Praxis:** - Neben den körperlichen Aspekten auch die psychische Entspannung und dazu entsprechende Strategien kennen und anwenden lernen	- Kurze Wiederholung der letzten Einheit **Theorie:** - Kurze Hausaufgabenbesprechung mit Erfahrungsaustausch und Barrieremanagement - Anregungen für eine gesunde ergonomische Gestaltung des Arbeitsplatzes und zur Vermeidung einseitiger Belastungen **Praxis:** - Lockerungs-/Entspannungsübungen	**Organisationsformen:** - Stuhlkreis für Erfahrungsaustausch - Frontalunterricht - Kleingruppen - Praxis in Frontalunterricht **Medien:** - Beamer - Laptop - Flipchart + Stifte - Evtl. Musikanlage für die Praxis **Hilfsmittel:** - Handlungspläne der Teilnehmer - Sportmatten - Decken + evtl. Kissen

Woche	Kursein-heit	Hauptthema der Kurseinheit	Lernziele	Lerninhalte	Umsetzungsaspekte
8	KE8	Sonstiger Freizeitsport	- Erfahrungen mit anderen ausgetauscht haben - Kompetenz entwickeln Barrieren zu überwinden **Theorie:** - Inspiration und Denkanstöße für alternative Möglichkeiten der sportlichen Bewegung **Praxis:** - Sonstige Sportarten ausprobieren und evtl. Gefallen daran finden	- Kurze Wiederholung der letzten Einheit **Theorie:** - Kurze Hausaufgabenbesprechung mit Erfahrungsaustausch und Barrieremanagement - Anregung und Motivation sonstige alternative Bewegungsangebote von Sportvereinen, Tanzschulen und sonstigen Anbietern wahrzunehmen - Erneute Erhebung des Freiburger Fragebogens zur körperlichen Aktivität (Frey et al., 1999), RE-Test des Fragebogens zur Selbstwirksamkeitserwartung (Beierlein et al., 2012) **Praxis:** - Erneute Durchführung des isometrischen Kraftausdauertests nach (Mc Gill, 2002) - Freizeitsportarten mit Equipment wie Bällen, Schlägern, Inlineskates etc. - Abschluss, Feedbackrunde	**Organisationsformen:** - Stuhlkreis für Erfahrungsaustausch - Frontalunterricht - Kleingruppen - Praxis in Kleingruppen **Medien:** - Beamer - Laptop - Flipchart + Stifte - Fragebögen **Hilfsmittel:** - Bälle - Schläger - Federbälle - Inlineskates - Sonstige Freizeitsportutensilien - Stoppuhr

4 Dokumentation und Evaluation des Kursprogramms

Folgende Tabelle zeigt, wie die drei formulierten Hauptziele des Kursprogramms im Rahmen eines Evaluationskonzeptes überprüft werden sollen.

Tab. 6: Dokumentation und Evaluation des Kursprogramms (Eigene Darstellung)

Übergeordnetes Kursziel	Messbares Interventionsziel	Zielindikator	Erhebungsmethode	Erhebungsinstrument	Messzeitpunkte (t)
Stärkung physischer Gesundheitsressourcen (motorischer Fähigkeiten)	Signifikant verlängerte Haltezeit der einzelnen „Übungen"	Haltezeit in Sekunden	Sportmotorischer Test	Isometrischer Kraftausdauertest nach (Mc Gill, 2002)	T_0 = Erste Kurseinheit T_1 =Letzte Kurseinheit nach 8 Wochen
Reduktion von Bewegungsmangel bzw. Steigerung der körperlichen Aktivität	Steigerung der körperlichen Aktivität mit moderater Intensität auf mind. 150 min pro Woche	Moderat-intensive körperliche Aktivität (3-6 MET) (Alltag und Sport) in min pro Woche	Standardisierte schriftliche Befragung	FFKA - Freiburger Fragebogen zur körperlichen Aktivität (Frey et al., 1999)	t_0 = Kurseinheit 2 t_1 = Letzte Kurseinheit nach 8 Wochen
Stärkung psychosozialer Gesundheitsressourcen (insbesondere Selbstwirksamkeit, Stimmung, Körperkonzept, Handlungs- und Effektwissen, soziale Kompetenz und Einbindung)	Verbesserung des Skalenrangs auf dem Fragebogen für Selbstwirksamkeitserwartung	Skalenrang nach Auswertung der Einzelitems des Fragebogens	Standardisierte schriftliche Befragung	ASKU – Allgemeine Selbstwirksamkeit Kurzskala (Beierlein et al., 2012)	T_0 = Erste Kurseinheit T_1 =Letzte Kurseinheit nach 8 Wochen

5 Literaturverzeichnis

Abu Sin, Muna; Askar, Mona; Beermann, Sandra; Bertz, Joachim; Buda, Silke; Busch, Markus et al. (2015): Gesundheit in Deutschland. Gesundheitsberichterstattung des Bundes - Gemeinsam getragen von RKI und Destatis. Robert Koch-Institut (RKI). Berlin. Online verfügbar unter https://www.gbe-bund.de/pdf/gesber2015.pdf, zuletzt geprüft am 13.02.2021.

Beierlein, C.; Kovaleva, A.; Kemper, C. J.; Rammstedt, B. (2012): ASKU - Allgemeine Selbstwirksamkeit Kurzskala [Fragebogen]. Hg. v. Leibniz-Zentrum für Psychologische Information und Dokumentation (ZPID). Online verfügbar unter https://doi.org/10.23668/psycharchives.418, zuletzt geprüft am 03.03.2021.

Bundesärztekammer (BÄK); Kassenärztliche Bundesvereinigung (KBV), Arbeitsgemeinschaft der Wissenschaftlichen Medizinischen Fachgesellschaften (AWM) (2017): Nationale VersorgungsLeitlinie. Nicht-spezifischer Kreuzschmerz - Kurzfassung. 2. Aufl. Online verfügbar unter https://www.leitlinien.de/mdb/downloads/nvl/kreuzschmerz/kreuzschmerz-2aufl-vers1-kurz.pdf, zuletzt geprüft am 13.02.2021.

Finger, Jonas D.; Mensink, Gert B.M.; Lange, Cornelia; Manz, Kristin (2017): Gesundheitsfördernde körperliche Aktivität in der Freizeit bei Erwachsenen in Deutschland. In: *Journal of Health Monitoring* 2 (2), S. 37–44. DOI: 10.17886/RKI-GBE-2017-027.

Frey, I.; Berg, A.; Gratwohl, D.; Keul, J. (1999): Freiburger Fragebogen zur körperlichen Aktivität - Entwicklung, Prüfung und Anwendung. In: *International Journal of Public Health* (2), S. 55–64.

Hupfeld, Jens; Wanek, Volker; Schreiner-Kürten, Karin (2020): Leitfaden Prävention Handlungsfelder und Kriterien nach §20 Abs.2 SGBV. Leitfaden Prävention in stationären Pflegeeinrichtungen nach §5 SGBXI. Hg. v. GKV-Spitzenverband. Berlin. Online verfügbar unter https://www.gkv-spitzenverband.de/media/dokumente/krankenversicherung_1/praevention__selbsthilfe__beratung/praevention/praevention_leitfaden/Leitfaden_Pravention_2020_barrierefrei.pdf, zuletzt geprüft am 05.02.2021.

Mc Gill, S. (2002): Low back disorders. Evidence-based prevention and rehabilitation. Champaign: IL: Human Kinetics.

Raspe, Heiner (2012): Gesundheitsberichterstattung des Bundes. Rückenschmerzen. Robert Koch-Institut (RKI). Berlin (53). Online verfügbar unter https://www.rki.de/DE/Content/Gesundheitsmonitoring/Gesundheitsberichterstattung/GBEDownloadsT/rueckenschmerzen.pdf?__blob=publicationFile, zuletzt geprüft am 13.02.2021.

6 Abbildungs- und Tabellenverzeichnis

6.1 Abbildungsverzeichnis

Abb. 1: Rückenschmerzen (mind. drei Monate, fast täglich) in der deutschen Bevölkerung in den Jahren 2003 und 2009 (Raspe, 2012, S. 13)............................... 4

Abb. 2: Arbeitsunfähigkeitstage bei AOK-Pflichtmitgliedern (ohne Rentner) aufgrund von Rückenschmerzen im Jahr 2010 (Raspe, 2012, S. 15).. 5

6.2 Tabellenverzeichnis

Tab. 1: Wirksamkeitsnachweis anhand der nationalen Versorgungsleitlinie nach (Bundesärztekammer (BÄK) et al., 2017).. 6

Tab. 2: Darstellung der Zielgruppe (Eigene Darstellung)... 8

Tab. 3: Übergeordnete Ziele der Präventionsmaßnahme (Eigene Darstellung).............. 9

Tab. 4: Inhaltlich-organisatorische Grobplanung des Kursprogramms (Eigene Darstellung) 10

Tab. 5: Inhaltlich-methodische Detailplanung des Kursprogramms (Eigene Darstellung) 14

Tab. 6: Dokumentation und Evaluation des Kursprogramms (Eigene Darstellung)...... 22

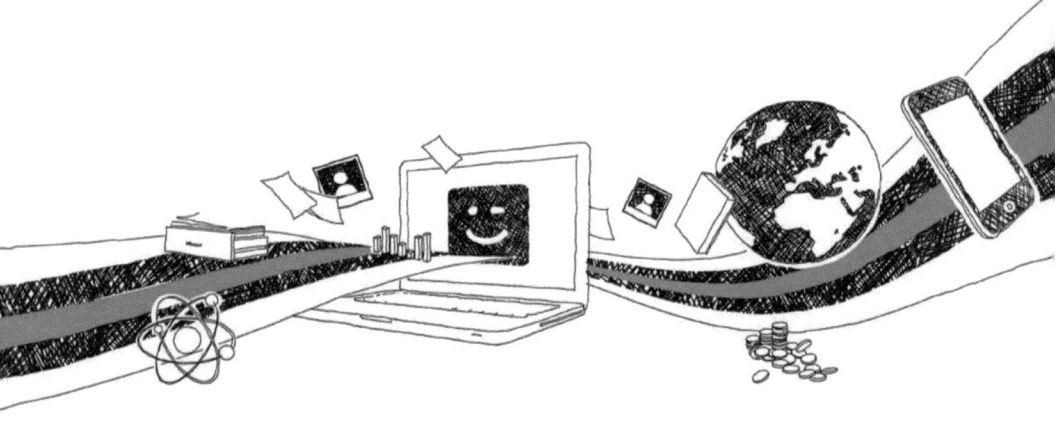
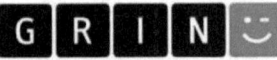